BEI GRIN MACHT SICH IHR WISSEN BEZAHLT

- Wir veröffentlichen Ihre Hausarbeit, Bachelor- und Masterarbeit

- Ihr eigenes eBook und Buch - weltweit in allen wichtigen Shops

- Verdienen Sie an jedem Verkauf

Jetzt bei www.GRIN.com hochladen und kostenlos publizieren

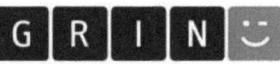

Arbeitsbedingte psychische Belastungen in der stationären Krankenpflege. Eine empirische Untersuchung

Melanie Stark

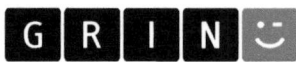

Bibliografische Information der Deutschen Nationalbibliothek:

Die Deutsche Nationalbibliothek verzeichnet diese Publikation in der Deutschen Nationalbibliografie; detaillierte bibliografische Daten sind im Internet über http://dnb.d-nb.de abrufbar.

ISBN: 9783346349385
Dieses Buch ist auch als E-Book erhältlich.

© GRIN Publishing GmbH
Nymphenburger Straße 86
80636 München

Druck und Bindung: Books on Demand GmbH, Norderstedt Germany
Gedruckt auf säurefreiem Papier aus verantwortungsvollen Quellen

Das vorliegende Werk wurde sorgfältig erarbeitet. Dennoch übernehmen Autoren und Verlag für die Richtigkeit von Angaben, Hinweisen, Links und Ratschlägen sowie eventuelle Druckfehler keine Haftung.

Das Buch bei GRIN: https://www.grin.com/document/989027

Hamburger Fern-Hochschule

Pflegemanagement

Hausarbeit zum Thema:

Arbeitsbedingte psychische Belastungen von Pflegenden in der stationären Krankenversorgung

**Melanie
Stark**

Die Hausarbeit ist bis zum 11.11.2020 einzureichen.

Inhaltsverzeichnis

1. Einleitung

Die Coronakrise in diesem Jahr brachte erneut zum Vorschein, wie knapp die Ressource Pflegepersonal tatsächlich ist. Die Brisanz wird durch die aktuellen politischen Entscheidungen deutlich, so wurden bedingt durch die Corona-Pandemie Personaluntergrenzen in der stationären Krankenpflege ausgesetzt und kürzlich in Niedersachen eine Arbeitszeiterhöhung für Pflegekräfte von 60 Stunden pro Woche gesetzlich legitimiert. Bereits heute ist von einem erheblichen Fachkräftemangel in der stationären Krankenversorgung auszugehen, Berechnungen zufolge fehlen 131.500 Pflegekräfte in stationären Einrichtungen (PwC, 2010). Der Fachkräftemangel wird sich voraussichtlich durch die zukünftigen Bevölkerungs- und Beschäftigungsstrukturen weiter verschärfen. Dies stellt vor dem Hintergrund einer stetigen Ökonomisierung im Gesundheitswesen eine große Herausforderung für die Branche dar.

Die einhergehende Arbeitsverdichtung in der stationären Krankenversorgung scheint sich auf die Gesundheit der Mitarbeiter[1] auszuwirken. Pflegende weisen erhöhte Ausfallzeiten auf, ca. 17,9% der Fehltage resultieren aus psychischen Störungen (TK, 2019). Arbeitsbedingte psychische Belastungen können langfristig die Entstehung von psychischen Erkrankungen begünstigen und weisen eine Kausalität zum vorzeitigen Ausstieg aus dem Pflegeberuf auf (vgl. Hasselhorn et al., 2005).

In dieser empirischen Hausarbeit werden im Rahmen des quantitativen Forschungsansatzes die Ausprägungen von arbeitsbedingten psychischen Belastungen in der stationären Krankenpflege untersucht und auf der Studiengrundlage Maßnahmen skizziert, welche die psychische Gesundheit von Pflegekräften erhalten bzw. diese fördern können.

---

[1] Aus Gründen der besseren Lesbarkeit wurde im Text ausschließlich die männliche Form gewählt, es sind stets Personen aller Geschlechter gemeint.

2. Spannungsfeld stationäre Krankenpflege

Im Jahr 2004 wurde bedingt durch das „Gesetz zur Einführung des diagnose-orientierten Fallpauschalensystems für Krankenhäuser" das DRG-System verbindlich in Deutschland implementiert. Die neue Finanzierungsgrundlage wirkte sich sichtbar auf die Personalstrukturen in den deutschen Kliniken aus. Die Zahl der Ärzte stieg sukzessive an und aufgrund des erhöhten administrativen Aufwands stieg die Anzahl der Mitarbeiter in der Verwaltung ebenfalls. Bei der Summe an Pflegekräften hingegen ist ein Rückgang zu verzeichnen: „Grund dafür war der gestiegene Bedarf an Personal, das abrechenbare Leistungen generieren kann, und die betriebswirtschaftliche Notwendigkeit, anderweite Personalkosten, die nicht unmittelbar erlösrelevant sind, zu senken" (Grootz, Brandstädter, Schaefer & Huthwelker, 2018, S. 2). Die Autoren erkennen einen Rückgang an Pflegekräften um rund 13% bei einer parallelen Fallzahlsteigerung um knapp 12% in den Kliniken seit 1995. Damit einhergehend ist eine Zunahme an administrativen Tätigkeiten und eine Reduzierung von Verweildauern, welche zu einer erhöhten Arbeitsbelastung für Pflegekräfte führen (Grootz et al., 2018).

Diese Tatsache spiegelt sich in der Studie „*Nurse-to-Patient-Ratios*" wieder, dort verschafften sich die Forscher einen internationalen Überblick zur Mindestbesetzung im Pflegedienst der Krankenhäuser. Die Studie ergab, dass in Deutschland eine Pflegekraft 13 Patienten zu betreuen hat und somit im Vergleich zu weiteren 11 europäischen Staaten und den USA Spitzenreiter ist (Simon & Mehmecke, 2017).

Durch die stetige Ökonomisierung des deutschen Gesundheitswesens resultiert eine steigende Arbeitsverdichtung in der Pflege, welche sich in Anbetracht der sich verändernden Bevölkerungs- und Beschäftigungsstrukturen sowie des prognostizierten Fachkräftemangels verschärfen wird.

2.1. Zukünftige Herausforderungen für die stationäre Krankenpflege

Der Mangel an Pflegekräften schreitet rasant voran. Berechnungen zufolge fehlen bereits heute 131.500 Pflegekräfte in stationären Einrichtungen, für das Jahr 2030 wird ein Defizit von 351.500 Krankenpflegern prognostiziert (PwC, 2010).

Das Bundesministerium für Gesundheit erkennt: „Bereits heute ist nach den Zahlen der Bundesagentur für Arbeit für den gesamten Pflegebereich von einem bundesweiten Fachkräftemangel auszugehen [...]" (ebd., 2019, S. 13) und entwickelte zur Gegensteuerung in Zusammenarbeit mit relevanten Akteuren der Branche die Konzentrierte Aktion Pflege. Hierfür wurde ein umfassender Maßnahmenkatalog erarbeitet, um die Arbeitsbedingungen in der Pflege sowie die Attraktivität des Berufes per se zu verbessern. Die damit verbundene Ausbildungsoffensive Pflege setzt sich zum Ziel, bis zum Jahr 2023 die Ausbildungskapazitäten um 10% zu steigern und die Anzahl der Studienplätze für die hochschulische Pflegeausbildung zu erhöhen. Weitere Schwerpunkte der Initiative liegen unter anderem in der Rekrutierung von Pflegefachkräften aus dem Ausland, sowie innovativen Versorgungsansätzen und dem Ausbau der Digitalisierung, um den zukünftigen Bedarf decken zu können (Bundesgesundheitsministerium, 2019).

Für die kommenden Jahrzehnte wird ein deutlicher Mehrbedarf an pflegerischer Versorgung prognostiziert, welcher auf die zukünftig zu erwartenden Bevölkerungs- und Beschäftigungsstrukturen zurückzuführen ist. Das Statistische Bundesamt beschreibt auf Grundlage der vergangenen Bevölkerungsvorausberechnung eine zunehmende Alterung der Bevölkerung einhergehend mit einem Rückgang von Menschen im erwerbstätigen Alter in der Bundesrepublik. Die Anzahl der Menschen über 80 Jahren stieg zwischen 1990 und 2018 um 54% an, auch prospektiv ist hier von einem kontinuierlichen Wachstum auszugehen. Die erwerbstätige Bevölkerungsgruppe hingegen wird trotz Zuwanderung voraussichtlich bis 2035 um 4 bis 6 Millionen schrumpfen (Destatis, 2019).

Aus der sich verändernden Altersstruktur resultieren vermehrt altersbedingte Erkrankungen sowie ein Anstieg an Pflegebedürftigkeit in Deutschland. Grootz et al. (2018) stellen fest: „Aktuell sind etwa 3,3 Mio. Menschen pflegebedürftig. Diese Tendenz ist ebenso steigend wie die Nachfrage nach professioneller Pflege und Unterstützung. Der demografische Wandel betrifft die Pflege also in doppelter Weise: Mit der Alterung der Bevölkerung steigt die Nachfrage nach professioneller Pflege. Zugleich sinkt aber das Arbeitskräftepotenzial, aus dem der Bedarf an Pflegekräften gedeckt werden kann" (ebd, S. 7).

Um den quantitativen Personalbedarf langfristig decken zu können, werden Lösungen benötigt, um es einer älter werdenden Belegschaft zu ermöglichen, die Tätigkeit bis zum Rentenalter auszuführen. Daneben führen hohe physische und psychische Belastungen zu einem vorzeitigen Ausstieg aus dem Beruf, wodurch ein zusätzlicher Personalbedarf entsteht (Loffing & Loffing, 2010).

2.2. Arbeitsbedingte psychische Belastungen in der Pflege

Hohe physische und psychische Belastungen in der stationären Krankenpflege führen zu einem vorzeitigen Ausstieg aus dem Beruf und können Einfluss auf den Gesundheitszustand der Beschäftigten nehmen. Die Techniker Krankenkasse berichtete in ihrem Gesundheitsreport über erhöhte Ausfallzeiten bei den Beschäftigten in der Pflegebranche, wobei rund 17,9% aller Fehltage aus psychischen Störungen resultieren (TK, 2019). Herr Dr. Baas gab in diesem Zusammenhang an: „[…] Ja, es geht Deutschlands Kranken- und Altenpflegern gesundheitlich überdurchschnittlich schlecht. Sie sind öfter und länger krank als Menschen in anderen Berufen. Kranken- und Altenpfleger fallen durchschnittlich jährlich für rund 23 Tage krankheitsbedingt aus, das sind acht Tage mehr, als in der Vergleichsgruppe aller Beschäftigten (15 Tage). Analog dazu erhalten sie durchschnittlich mehr Arzneimittel und davon auch größere Mengen. Besonders die Psyche ist beim Pflegepersonal vergleichsweise stark betroffen […]" (TK, 2019).

Dieses Phänomen spiegelt sich auch in der beruflichen Praxis der Autorin wieder, auffallend viele Pflegekräfte frequentieren die Klinik für Psychiatrie, um professionelle Hilfe in Anspruch zu nehmen.

Die Ursachen für erhöhte psychische Belastungen im Pflegeberuf sind vielseitig. Schichtdienst, im Besonderen Nachtarbeit, als auch häufiges Einspringen und Mehrarbeit können als Grund identifiziert werden. Ferner spielen arbeitsbedingte psychische Traumatisierungen eine große Rolle. Auch geringe Aufstiegschancen und schlechte materielle Rahmenbedingungen in Bezug auf ausbleibende Honorierung sowie unterdurchschnittliche Bezahlung können psychische Belastungen begünstigen. Psychische Belastungen wirken sich auf die Entstehung von psychischen Erkrankungen aus, darunter zählen unter anderem Depressionen, Posttraumatische Belastungsstörungen und Burnout. Für Letzteres definiert der Autor die mangelnde Abgrenzung von der Arbeit als Risikofaktor und erkennt eine deutlich erhöhte Prävalenz bei Pflegekräften. In Hinblick auf die Entstehung von Depressionen gelten fehlende Kompensationsmöglichkeiten, wie Supervision oder Unterstützung im Team, als Risikofaktor, da die Belastungen in den Freizeitbereich der Beschäftigten gelangen (Köllner, 2015). Gewalt und Aggressionen gegen Pflegende stellen einen weiteren Belastungsfaktor dar, welcher zur Entstehung von Posttraumatischen Belastungsstörungen führen kann (Richter, Fuchs & Bergers, 2001). Gerade der psychiatrische Bereich ist hiervon besonders betroffen und gilt als Hochrisikobereich, da grundlegend davon ausgegangen werden kann, dass das Gewaltrisiko bei psychisch kranken Menschen um ein fünffaches erhöht ist im Vergleich zur Allgemeinbevölkerung (Needham & Sauter, 2011).

In der Literatur kristallisieren sich fünf Dimensionen heraus, welche nachweisbar mit hohen psychischen Belastungen in der stationären Krankenpflege in Verbindung stehen:

- Quantitative Arbeitsbelastung
- Qualitative Arbeitsbelastung
- Arbeitsorganisation
- Soziales Arbeitsumfeld
- Außerberufliche Situation

Das Merkmal „Quantitative Arbeitsbelastung" bildet ein erhöhtes Arbeitspensum sowie mangelnde Zeitkapazitäten ab. Die Dimension „Qualitative Arbeitsbelastung" erfasst typische Arbeitsbelastungen der stationären Krankenpflege, wie etwa Aggressivität, mangelnde Motivation oder die Aussichtslosigkeit auf Besserung des Zustandes von Patienten. In „Arbeitsorganisation" werden wichtige Ressourcen erfragt, die es den Pflegekräften ermöglichen, ihren Arbeitsalltag mitzugestalten, wie etwa die freie Einteilung von Pausen. Die Kategorie „Soziales Arbeitsumfeld" bildet Beziehungen am Arbeitsplatz ab, welche Auskunft über die interdisziplinäre Kommunikation und Kooperation geben. Das Merkmal „Außerberufliche Situation" dient als Anhaltspunkt für den Grad der Beanspruchung und erfasst die Arbeitszufriedenheit und berufliche Belastung (BGW, 2017).

Die fünf aufgeführten Merkmale können als Grundlage für eine Gefährdungsbeurteilung zu psychischen Belastungen in der stationären Krankenpflege dienen. Diese ermöglicht ein rechtzeitiges Erkennen von Gefährdungen, bevor diese zu negativen gesundheitlichen Folgen führen (BGW, 2017).

2.3. Auswirkungen von arbeitsbedingten psychischen Belastungen

Negative gesundheitliche Folgen können eine temporäre Arbeitsunfähigkeit zur Folge haben und zu einer dauerhaften Erwerbsunfähigkeit führen. So wurden Betroffene, welche im Jahr 2018 an einer psychischen Erkrankung litten, im Durchschnitt 33,7

Tage krankgeschrieben (Statista, 2020). Rund jede zweite neue Erwerbsminderungs-rente ist auf eine psychische Erkrankung zurückzuführen, dabei liegt das Durch-schnittsalter der Betroffenen bei 49 Jahren (Ärzteblatt, 2014).

Der dadurch entstandene Personalausfall kann sich erheblich auf das Merkmal der „quantitativen Arbeitsbelastung" auswirken. In der Praxis wird dieser Personalausfall von den noch verbleibenden Pflegekräften kompensiert, wodurch eine erhebliche Mehrarbeit für die Beschäftigten entsteht. Einspringen aus dem Frei kann mit einer Überschreitung der vereinbarten Arbeitszeit einhergehen, zu Lasten von Erholungs-phasen in der Freizeit. Kann der krankheitsbedingte Personalausfall nicht gedeckt wer-den, entsteht aufgrund der Unterbesetzung eine enorme Arbeitsverdichtung beim ver-bleibenden Personal. Diese Gegebenheiten können zu arbeitsbedingten psychischen Belastungen bei den Beschäftigten führen und sich langfristig negativ auf deren Ge-sundheitszustand auswirken.

Psychische Belastungen gelten als einer der Gründe für den vorzeitigen Ausstieg aus dem Pflegeberuf. Zu diesem Ergebnis kamen die Forscher der großangelegten NEXT-Studie (*nurses' early exit study*), die in zehn europäischen Ländern durchgeführt wurde und an der sich 39.898 Pflegekräfte beteiligten. Die Wissenschaftler kamen zu dem Ergebnis: „Burnout als Indikator für psychische Erschöpfung war bei Männern und Frauen deutlich mit der Absicht des Berufsausstiegs assoziiert" (Hasselhorn et al., 2005, S. 143). Neben dem Indikator Gesundheit stehen auch Arbeitsbedingungen in Zusammenhang mit der Absicht den Pflegeberuf zu verlassen. In der Next-Studie ga-ben 18,4% der deutschen Teilnehmer an, intensiv über den Berufsausstieg nachzu-denken (Hasselhorn et al., 2005).

Das Ökonomisierungsstreben im Gesundheitswesen und der bereits vorhandene Fachkräftemangel, welcher sich voraussichtlich durch die zukünftigen Bevölkerungs- und Beschäftigungsstrukturen weiter verschärfen wird, stellen die Gesundheitsbran-che vor eine große Herausforderung. Pflegekräfte weisen überdurchschnittlich viele Fehlzeiten auf, welche vermehrt auf psychische Erkrankungen zurückzuführen sind. Als Ursache für die Entstehung von psychischen Erkrankungen gelten arbeitsbedingte psychische Belastungen, die auch eine Kausalität zu dem vorzeitigen Ausstieg aus dem Pflegeberuf aufweisen.

Vor diesem Hintergrund ergibt sich für diese Hausarbeit folgende <u>Fragestellung</u>: Wie stark sind arbeitsbedingte psychische Belastungen in der stationären Krankenpflege ausgeprägt?

3. Methodik

Um die genannte Forschungsfrage adäquat beantworten zu können, ist es notwendig, den passenden Forschungsansatz auszuwählen.

In der empirischen Pflegeforschung haben sich zwei große Paradigmen etabliert, welche sich in wesentlichen Aspekten voneinander unterscheiden: der quantitative und der qualitative Forschungsansatz.

Das quantitative Forschungsparadigma orientiert sich am Positivismus und dem kritischen Rationalismus. Dieser Ansatz hat das Ziel Gesetzmäßigkeiten zu erforschen, um zu einer objektiven Wahrheit zu gelangen. Ontologisch betrachtet existiert im positivistischen Paradigma eine gegebene, mit den Sinnen wahrnehmbare Wirklichkeit, welche durch Messen und Zählen objektivierbar gemacht werden kann. Diese eine Realität ist für alle Menschen gleich. In Hinblick auf die Epistemologie, welche Auskunft über die Beziehung zwischen dem Forschenden und der Wirklichkeit gibt, gilt der Beobachtende in der quantitativen Forschung als unabhängig. Die Ergebnisse werden dabei nicht durch den Forschenden beeinflusst. Bezüglich der Methodologie orientiert sich der quantitative Forschungsansatz an einer deduktiven Vorgehensweise, um eine bestehende Theorie zu überprüfen. Das Ziel liegt dabei auf der Verallgemeinerung. Das positivistische Paradigma weist einen hohen Grad an Standardisierung bei der Datenerhebung und deren Auswertung auf (Mayer, 2019).

Der qualitative Forschungsansatz beruht auf einem interpretativen Paradigma, dabei steht das Verstehen von menschlichen Erfahrungen im Mittelpunkt, wie etwa in der Phänomenologie oder der *Grounded Theory*. Der interpretative Forschungsansatz vertritt die Grundannahme einer subjektiven Wirklichkeit, welche ein Konstrukt des Individuums ist und immer auch in dessen Lebenszusammenhang betrachtet werden muss (ganzheitlicher Ansatz). Der Forschende ist dabei nicht unabhängig, da dieser mit dem untersuchten Gegenstand interagiert. Das interpretative Paradigma folgt einer induktiven Vorgehensweise, um aus Beobachtungen eine Theorie zu generieren. Die Datenerhebung sowie die Auswertungsmethoden werden flexibel und offen gewählt, um ein bestimmtes Phänomen zu untersuchen (Mayer, 2019).

In Hinblick auf die Fragestellung „Wie stark sind arbeitsbedingte psychische Belastungen in der stationären Krankenpflege ausgeprägt?" wird der quantitative Forschungsansatz gewählt.

Die Erforschung von Ausprägungen ist dem positivistischen Paradigma zuzuordnen, da durch Messen oder Zählen die Realität objektivierbar gemacht werden kann. Charakteristisch ist dabei das Prinzip der Kausalität, welche in Form von Hypothesen formuliert werden. Im Rahmen der deduktiven Vorgehensweise werden diese theoretischen Annahmen überprüft, um aus den Ergebnissen Gesetzmäßigkeiten abzuleiten (Mayer, 2019). Die Verifikation von wissenschaftlichen Hypothesen nimmt einen hohen Stellenwert ein, denn: „Je häufiger eine Aussage bestätigt (verifiziert) wird, desto höher ist ihr Vorhersagewert für künftige Ereignisse" (Mayer, 2019, S. 25).

Hypothesen spezifizieren wissenschaftliche Annahmen über Problemstellungen, indem Beziehungen zwischen den zu erforschenden Merkmalen bzw. Variablen festgelegt werden. In diesem Zusammenhang werden zwischen unabhängigen und abhängigen Variablen unterschieden. Dabei wird angenommen, dass die unabhängige Variable die abhängige Variable in deren Ausprägungen manipuliert. Die abhängige Variable, auch Reaktionsvariable genannt, gibt Auskunft über die Reaktion aufgrund von Veränderungen der unabhängigen Variablen. Die Forschungshypothese geht von einer Beziehung zwischen der unabhängigen und der abhängigen Variablen aus und gibt Auskunft über das zu erwartende Ergebnis (Mayer, 2019).

Vor dem Hintergrund der Forschungsfrage ergibt sich für diese Hausarbeit folgende Forschungshypothese:

Die gegebenen quantitativen und qualitativen Arbeitsbedingungen sowie die Arbeitsorganisation, das soziale Arbeitsumfeld und die außerberufliche Situation (*unabhängige Variablen*) führen zu starken arbeitsbedingten psychischen Belastungen (*abhängige Variable*) bei Pflegekräften der stationären Krankenpflege.

3.1. Forschungsdesign und Untersuchungsinstrument

Um die Forschungshypothese korrekt zu verifizieren bzw. zu falsifizieren ist die Auswahl eines passenden Forschungsdesigns essenziell.

Das Forschungsdesign beschreibt die Vorgehensweise bei der Forschungsarbeit und hängt unter anderem vom Studienzweck, dem Ziel der Studie, der Häufigkeit der Datenerhebung sowie einer etwaigen Manipulation ab (Mayer, 2019).

Vor dem Hintergrund der Fragestellung wird ein deskriptives Forschungsdesign gewählt. Das Ziel dieser beschreibenden Studie ist es, den Ist-Zustand einer bestimmten Situation abzubilden und diesen zu analysieren. Mayer (2019) definiert deskriptive Designs wie folgt: „Sie werden eingesetzt, um bestimmte Populationen zu beschreiben,

Zusammenhänge zwischen bestimmten Eigenschaften herzustellen und Trends zu beschreiben. Dieses Design wird gewählt, wenn es darum geht, genaue Informationen über die Merkmale bestimmter Gruppen, Institutionen und Situationen oder über die Häufigkeit eines bestimmten Phänomens zu sammeln" (ebd., 2019, S. 123).

Im Rahmen des positivistischen Forschungsparadigmas werden durch das deskriptive Forschungsdesign quantitative Daten erhoben, welche die Ausprägungen von arbeitsbedingten psychischen Belastungsfaktoren in der stationären Krankenpflege abbilden. Vor diesem Hintergrund wird zur Datenerhebung die Methode der schriftlichen Befragung verwendet, welche charakteristisch für den quantitativen Forschungsansatz stark standardisiert, strukturiert und prädeterminiert erfolgt (Mayer, 2019).

Als Untersuchungsinstrument wird ein vollstandardisierter Fragebogen der BGW[2] zur psychischen Belastung in der stationären Krankenpflege genutzt. Das Assessment ist dem Anhang dieser Hausarbeit zu entnehmen.

Die BGW entwickelte insgesamt zehn spezifische Fragebögen für fünf Branchen des Gesundheitswesens, um psychische Belastungen und psychische Beanspruchungen zu erfassen. Die Fragebögen wurden auf Grundlage von wissenschaftlichen Erkenntnissen und Expertenbefragungen konzipiert und nach einer Pilotbefragung und der Durchführung von statistischen Tests einem Praxistest unterzogen. An der großangelegten Befragung beteiligten sich insgesamt 80 Einrichtungen mit insgesamt 2996 Beschäftigten der stationären Krankenpflege, der ambulanten Pflege, der stationären Altenpflege, der stationären Behindertenhilfe sowie Werkstätten der Behindertenhilfe (BGW, 2017). Das Erhebungsinstrument wird als „effizient, theoriebasiert und wissenschaftlich geprüft" (BGW, 2017, S. 7) bewertet.

Das Assessment erfasst im Rahmen der präventiven Arbeitsgestaltung die Ausprägungen von psychischen Belastungen und Beanspruchungen der Mitarbeiter in den jeweiligen Einrichtungen und ermöglicht es, rechtzeitige Erkenntnisse über potenzielle Gefährdungen zu gewinnen, noch bevor diese zu negativen gesundheitlichen Folgen führen. Auf Grundlage der Ergebnisse können dann passende Interventionen abgeleitet werden, um die Gesundheit der Mitarbeiter zu erhalten bzw. diese zu fördern (BGW, 2017).

---

[2] Berufsgenossenschaft für Gesundheitsdienst und Wohlfahrtspflege

Für die fünf Branchen im Gesundheitswesen wurden jeweils zwei Fragebögen konzipiert. Das erste Erhebungsinstrument erfasst die spezifischen psychischen Belastungen in den jeweiligen Arbeitsbereichen, der zweite Fragebogen bildet psychische Beanspruchungen ab. Der Beanspruchungsfragebogen erfasst persönliche Einschätzungen der Mitarbeiter zu ihrem körperlichen und psychischen Gesundheitszustand. Die BGW empfiehlt, diesen Fragebogen aufgrund der Thematik von einem Betriebsarzt durchführen zu lassen (BGW, 2017).

Als Untersuchungsinstrument für die Forschung wird aus diesem Grund ausschließlich der Fragebogen „Psychische Belastung in der stationären Krankenpflege" verwendet. Das Assessment bildet die in Kapitel 2.2. beschriebenen Dimensionen ab, welche das Ausmaß von psychischen Belastungen erfasst und kategorisiert.

Die fünf Dimensionen werden durch 22 Aussagen und Fragen präzisiert:

Dimension	Aussagen und Fragen im Detail
Quantitative Arbeitsbelastung	<ul><li>Ich stehe häufig unter Zeitdruck.</li><li>Es werden zu viele patientenferne Aufgaben verlangt (z.B. Organisation, Dokumentation).</li><li>Häufig muss die begonnene Arbeit unterbrochen werden, weil ich z.B. bei einer anderen Tätigkeit benötigt werde.</li><li>Eine Pflegekraft ist für zu viele Patienten zuständig.</li></ul>
Qualitative Arbeitsbelastung	<ul><li>Die Arbeit ist häufig wegen unbequemer (z.B. misstrauischer, kritischer) Patienten zu schwierig.</li><li>Ich werde von den Patienten wegen jeder Kleinigkeit gerufen.</li><li>Der starke körperliche Verfall mancher Patienten macht die Arbeit belastend.</li><li>Mangelnde Motivation der Patienten erschwert häufig die Arbeit.</li><li>Die Aussichtslosigkeit auf Besserung des Zustandes von Patienten belastet mich.</li><li>Es gibt häufig schwierige Situationen durch die Aggressivität einzelner Patienten.</li></ul>
Arbeits- organisation	<ul><li>Ich kann gemeinsam mit den Kolleginnen und Kollegen über Aufgaben für die Station entscheiden.</li><li>Ich kann selbst festlegen, was ich wann erledige.</li><li>Ich kann Pausen selbst einteilen.</li></ul>

Soziales **Arbeitsumfeld**	▪ Es gibt zwischen den Pflegekräften und der Stationsleitung Konflikte und Spannungen. ▪ Es bestehen unter den Kolleginnen und Kollegen Spannungen und Konflikte ▪ Unter den Kolleginnen und Kollegen ist der Umfang fair. ▪ Das Verhältnis zwischen Pflegekräften und der Stationsleitung ist fair. ▪ Es gibt zwischen den Pflegekräften und anderen Diensten (Ärzten, Funktionsdiensten) Konflikte und Spannungen. ▪ Mein/e Vorgesetzte/r zeigt Anerkennung, wenn einer von uns gute Arbeit leistet.
Außerberufliche **Situation**	▪ Ich kann in meiner Freizeit ausreichend entspannen (z.B. durch Sport, Musik). ▪ Mit meiner finanziellen Situation bin ich zufrieden. ▪ Es gibt genug Menschen, zu denen ich ein wirklich gutes Verhältnis habe.

(BGW, 2017, S. 33 f.).

Die dargestellten Aussagen und Fragen werden anhand einer Likert-Skala mit den Merkmalsausprägungen „nein, gar nicht – eher nein – teils, teils – eher ja – ja, genau" von den Studienteilnehmern beantwortet.

3.2. Datengrundlage und Stichprobe

Charakteristisch für den quantitativen Forschungsansatz ist die Auswahl einer Zufallsstichprobe, welche eine möglichst große Probenanzahl beinhaltet, um dem Anspruch auf Repräsentativität gerecht zu werden. Dabei wird aus einer Population (Grundgesamtheit) unter Beachtung verschiedener Aspekte eine Stichprobe (Teilmenge aus der Grundgesamtheit) ausgewählt, um die gewonnenen Erkenntnisse auf die Population zu übertragen. Die Stichprobenziehung kann durch eine Zufallsauswahl (Wahrscheinlichkeitserhebung) oder durch eine Nicht-Zufallsauswahl (bewusste Auswahl) erfolgen (Mayer, 2019).

Für die Erforschung von arbeitsbedingten psychischen Belastungen in der stationären Krankenpflege wird eine gezielte Erhebung der Stichprobe vorgenommen. In diesem Zusammenhang erfolgt die gezielte Auswahl an Studienteilnehmern, welche charakteristisch für eine bestimmte Population sind: „Dabei setzt man Kenntnisse über die Population ein, um mithilfe genauer Auswahlkriterien typische Elemente der Population zu gewinnen" (Mayer, 2019, S. 333).

Die Forscherin besitzt aufgrund ihrer beruflichen Tätigkeit in der stationären Krankenpflege Kenntnisse über die Population und legt für die gezielte Erhebung der Stichprobe zur Untersuchung von arbeitsbedingten psychischen Belastungen in der stationären Krankenpflege folgende Auswahlkriterien fest:

- Es werden ausschließlich Studienteilnehmer der stationären Krankenpflege
  ausgewählt, welche den Beruf zum Erhebungszeitpunkt aktiv ausüben.
- Die Teilnehmer sind mindestens 18 Jahre alt.
- Die Studienteilnehmer arbeiten im Schichtsystem.
- Die Stichprobe bildet alle relevanten Tätigkeitsbereiche[3] der stationären Kran-
  kenversorgung aus verschiedenen Kliniken ab.
- Die Stichprobe wird in Hinblick auf die Alters- und Geschlechterverteilung hete-
  rogen gewählt.
- Es besteht keine Vorgesetztenfunktion der Forscherin gegenüber den Stu-
  dienteilnehmern.

Die Stichprobe der Untersuchung umfasst 30 Pflegekräfte aus acht Kliniken der Met-
ropolregion Nürnberg. Es befinden sich insgesamt 18 weibliche (60%) und 12 männliche (40%) Pflegekräfte in der Stichprobe. Das Alter der Studienteilnehmer ist zwischen
22 und 62 Jahren, der Mittelwert liegt bei 35,2 Jahren. Das nachfolgende Diagramm
bildet die Altersverteilung der Stichprobe in absoluten Häufigkeiten der Altersgruppen
18-24, 25-34, 35-44, 45-54 und 55-65 ab:

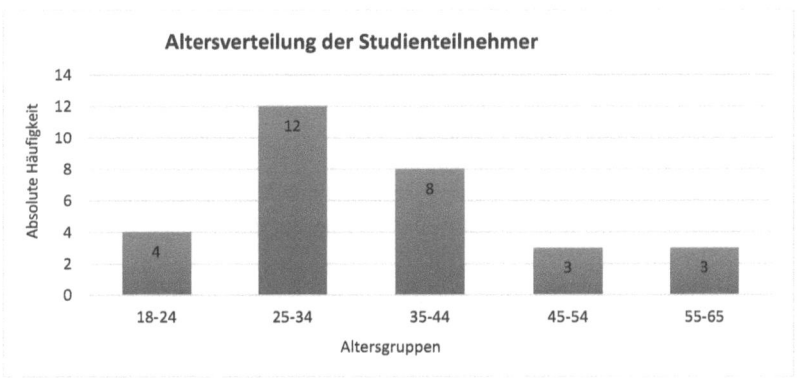

Abb. 1: Altersverteilung der Studienteilnehmer (eigene Darstellung)

---

[3] Innere Medizin, Chirurgischer Bereich, Anästhesie und Intensivmedizin, Psychiatrie, OP, Notfallme-
dizin, Palliativversorgung

Die Auswahl der Studienteilnehmer erfolgte auf der Basis von beruflichen Kontakten der Autorin, die im Rahmen von Arbeitskreisen und Workshops entstanden sind.

3.3. Datenerhebung

Um die Ergebnisse nicht zu beeinflussen, interagiert der Forschende im quantitativen Forschungsparadigma nicht mit dem Untersuchungsgegenstand und gilt demzufolge als unabhängig. Ferner beinhaltet das verwendete Untersuchungsinstrument sensible Fragen und Aussagen zu arbeitsbedingten psychischen Belastungen, welche die Studienteilnehmer anhand ihrer persönlichen Einschätzung beantworten. Um möglichst wahrheitsgemäße Aussagen der Studienteilnehmer zu erhalten, ist es nach Einschätzung der Autorin essenziell, eine anonyme Datenerhebung durchzuführen. Unter diesen Gesichtspunkten wird die Methode der schriftlichen Befragung gewählt.

Neben der Gewährleistung einer anonymen Datenerhebung überzeugt diese Methode durch einen hohen Standardisierungsgrad, Effizienz hinsichtlich der Datensammlung und geringe Kosten (Mayer, 2019).

Ein Format der schriftlichen Befragung ist die Onlinebefragung, dabei wird ein Fragebogen mithilfe einer Befragungssoftware entworfen und per Mail an die Studienteilnehmer versendet (Mayer, 2019). Dieses Format soll in dieser Forschung Anwendung finden.

Anhand der Kriterien „Datensicherheit", „Anonymität", „Anwenderfreundlichkeit" und „Kosten" wurden verschiedene Anbieter von Befragungstools verglichen und die Online-Plattform „umfrageonline.com" ausgewählt. Die Plattform garantiert HTTPS und SSL-Verschlüsselung und wirkt unkompliziert im Aufbau und der Handhabung.

Die Onlinebefragung „Psychische Belastung in der stationären Krankenpflege" wurde über das Befragungstool konzipiert, dabei wurden die 22 Fragen des Untersuchungsinstruments einschließlich der Likert-Skalen nach der vorgegebenen Reihenfolge übertragen. Um die Anonymität zu gewährleisten wurde auf die Abfrage von personenbezogenen Daten verzichtet.

Laut Mayer (2019) ist bei der schriftlichen Befragung ein Begleitbrief unbedingt erforderlich. Dieser soll den Studienteilnehmern Auskunft über den Sinn und Zweck der Studie geben und Informationen über die Forscherin, die Vertraulichkeit der Daten und Gewährleistung der Anonymität sowie den Umgang mit den Ergebnissen beinhalten (ebd., 2019). Der Begleitbrief zur Onlinebefragung „Psychische Belastung in der stationären Krankenpflege" wurde anhand dieser Kriterien angefertigt und ist dem Anhang dieser Hausarbeit zu entnehmen. Es wurden Aussagen zur Freiwilligkeit der Teilnahme, Risiken und dem zeitlichen Umfang ergänzend hinzugefügt. Das Begleitschreiben endete mit einer Einverständniserklärung zur Studienteilnahme, welche durch die Betätigung des „Weiter" Buttons erteilt wurde und daraufhin zur Onlinebefragung weiterleitete.

Nach der Konzeption wurde die Onlinebefragung aktiviert und ein Testlauf vorgenommen, um mögliche (technische) Fehlerquellen zu beseitigen. Hierfür wurde der Link einer Versuchsperson zugesandt, welche sich nicht in der Stichprobe befand, um die Onlinebefragung vollständig auszufüllen. Nachdem keine Mängel bei der Datenerhebung und –auswertung festgestellt wurden, erfolgte die Löschung des Fragebogens der Versuchsperson und der Link wurde am Folgetag an die vorher definierte Stichprobe zugesandt.

Am 24.09.2020 um ca. 14:45 Uhr erhielten alle 30 Studienteilnehmer den Link zur Onlinebefragung per Mail zugesandt.

Da psychische Belastungen nach wie vor als Tabuthema gelten und viele betroffene Arbeitnehmer negative Konsequenzen fürchten (Haufe, 2019) wurden die Studienteilnehmer privat kontaktiert, um eine arbeitgeber- und standortunabhängige Bearbeitung zu ermöglichen.

3.4. Datenauswertung

Nach einer Bearbeitungszeit von 14 Tagen wurde die Onlinebefragung am 08.10.2020 um ca. 18:30 deaktiviert und ausgewertet. An der Studie beteiligten sich insgesamt 28 Teilnehmer (*n=28*), wodurch sich ein Rücklauf von 93,33% ergibt. Im Anhang befindet sich eine Übersicht des Befragungstools zum Teilnahmestatus sowie dem zugehörigen Zeitstempel. Um die Anonymität zu gewährleisten wurden die letzten beiden Ziffern der Antwort-ID unkenntlich gemacht.

Die Fragen des Untersuchungsinstruments wurden mittels einer Likert-Skala beantwortet, welche die Merkmalsausprägungen erfasst. Die Datenauswertung erfolgte durch die Zuordnung von Punktwerten anhand der Merkmalsausprägungen des Fragebogens:

Merkmalsausprägung	Punktwert
nein, gar nicht	1
eher nein	2
teils, teils	3
eher ja	4
ja, genau	5

Analog zur tabellarischen Darstellung in Kapitel 3.1. wurden die 22 Fragen und Aussagen den entsprechenden Dimensionen zugeordnet, um diese nach ihren Ausprägungen zu beurteilen.

Vor dem Hintergrund der Fragestellung wurde im Rahmen des quantitativen Forschungsansatzes ein deskriptives Forschungsdesign gewählt, demnach erfolgt die Datenauswertung mittels deskriptiver Statistik.

Mayer definiert deskriptive Statistik wie folgt: „Mithilfe der deskriptiven Statistik werden die Daten nach unterschiedlichen Merkmalen beschrieben. Die Beschreibung der Daten kann mithilfe von Häufigkeitsangaben, Lage- und Streuungsmaßen sowie Zusammenhängen zwischen Merkmalen (Korrelationen) erfolgen" (ebd., 2019, S.267).

Die Ausprägungen von arbeitsbedingten psychischen Belastungen werden mit dem arithmetischen Mittelwert als Lagemaß sowie der dazugehörigen Standardabweichung, welche zu den Streuungsmaßen gehört, dargestellt. Die Standardabweichung „[...] gibt die durchschnittliche Abweichung um den Mittelwert an, jenen Bereich also, wo die meisten Ausprägungen zu finden sind. Dadurch wird ersichtlich, wie weit die Werte vom Mittelwert (arithmetisches Mittel) abweichen. Aus diesem Grund wird die Standardabweichung immer zusammen mit dem Mittelwert angegeben und kann daher auch nur bei metrischem Datenniveau berechnet werden" (Mayer, 2019, S. 271).

Die detaillierte Datenauswertung des Befragungstools zur Onlinebefragung „Psychische Belastung in der stationären Krankenpflege" ist dem Anhang zu entnehmen. Die Übersicht bildet alle Merkmalsausprägungen der 22 Aussagen und Fragen ab, sowie den jeweiligen arithmetischen Mittelwert und die Standardabweichung.

4. Ergebnisse

Zur Ergebnisdarstellung wurden die Aussagen und Fragen im Detail den jeweiligen Dimensionen zugeordnet. Die Übersicht wurde mit Excel erstellt und befindet sich im Anhang dieser Hausarbeit.

Für diese Studie mit der Fragestellung „Wie stark sind arbeitsbedingte psychische Belastungen in der stationären Krankenpflege ausgeprägt?" ergibt sich anhand der Datenauswertung folgendes Ergebnis:

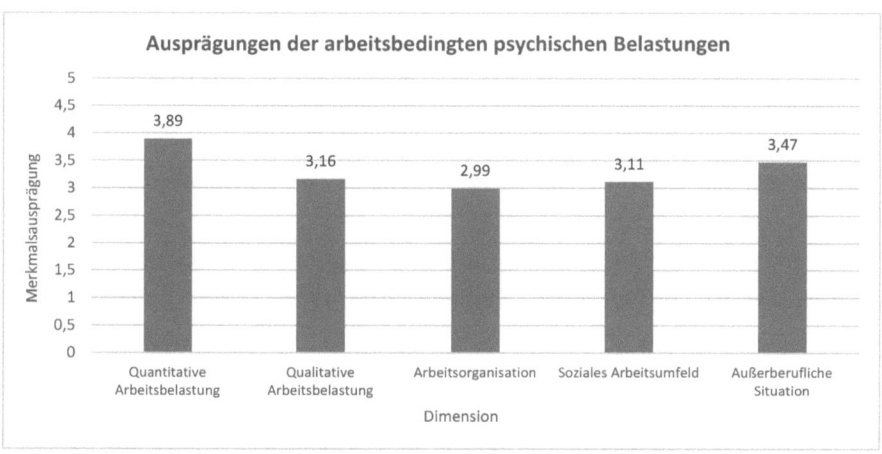

Abb. 2: Ausprägungen der arbeitsbedingten psychischen Belastungen (eigene Darstellung)

4.1. Bewertung der arbeitsbedingten psychischen Belastungsfaktoren

Die stärkste Merkmalsausprägung ist in der Dimension „Quantitative Arbeitsbelastung" zu finden, hier liegt der arithmetische Mittelwert bei 3,89. Detailliert betrachtet weist Frage 15 *„Es werden zu viele patientenferne Aufgaben verlangt (z.B. Organisation, Dokumentation)."* die insgesamt stärkste Ausprägung aller Fragen auf, der Mittelwert beträgt dabei 4,21 bei einer verhältnismäßig geringen Standardabweichung von 0,74. Aussage 16 *„Häufig muss die begonnene Arbeit unterbrochen werden, weil ich z.B. bei einer anderen Tätigkeit benötigt werde."* wird mit einem Mittelwert von 3,89 und einer Standardabweichung von 0,92 ähnlich hoch gewichtet. Vergleichbar starke Ausprägungen sind bei Frage 4 *„Ich stehe häufig unter Zeitdruck."* (Mittelwert: 3,79, Standardabweichung: 0,96) und Frage 17 *„Eine Pflegekraft ist für zu viele Patienten zuständig."* (Mittelwert: 3,68, Standardabweichung: 1,25) zu erkennen.

Die Dimension „Qualitative Arbeitsbelastung" wird insgesamt mit einem arithmetischen Mittelwert von 3,16 gewichtet. In diesem Zusammenhang zeigen Aussage 12 *„Mangelnde Motivation der Patienten erschwert häufig die Arbeit."* sowie Aussage 14 *„Es gibt häufig schwierige Situationen durch die Aggressivität einzelner Patienten."* die stärksten Ausprägungen bei einem Mittelwert von jeweils 3,64. Die Standardabweichung von Aussage 12 beträgt dabei 0,99, die der Aussage 14 ergibt 1,16.

Die geringsten Ausprägungen kristallisieren sich bei Frage 8 *„Der starke körperliche Verfall mancher Patienten macht die Arbeit belastend."* sowie Frage 13 *„Die Aussichtslosigkeit auf Besserung des Zustandes von Patienten belasten mich."* mit einem Mittelwert von jeweils 2,54 heraus.

Wie bereits in Kapitel 2.2. beschrieben wurde, werden in der Dimension „Arbeitsorganisation" wichtige Ressourcen abgefragt, welche es den Pflegekräften ermöglichen, ihren Arbeitsalltag mitzugestalten (BGW, 2017).

Das Ergebnis dieser Forschung weist in dieser Kategorie einen arithmetischen Mittelwert von 2,99 auf. Aussage 2 *„Ich kann gemeinsam mit den Kolleginnen und Kollegen über Aufgaben für die Station entscheiden."* weist in diesem Zusammenhang die stärkste Merkmalsausprägung mit einem Mittelwert von 3,18 und einer Standardabweichung von 0,94 auf. Frage 9 *„Ich kann Pausen selbst einteilen."* zeigt die geringste Merkmalsausprägung (Mittelwert 2,57) mit einer vergleichsweise hohen Standardabweichung von 1,20.

Der arithmetische Mittelwert der Dimension „Soziales Arbeitsumfeld" beträgt 3,11. In dieser Kategorie kristallisiert sich die stärkste Merkmalsausprägung für Frage 1 *„Es gibt zwischen den Pflegekräften und der Stationsleitung Konflikte und Spannungen."* heraus, dabei beträgt der Mittelwert 3,57 einhergehend mit einer vergleichsweise hohen Standardabweichung von 1,37. Aussage 19 *„Mein/e Vorgesetzte/r zeigt Anerkennung, wenn einer von uns gute Arbeit leistet"* weist die schwächste Ausprägung mit einem arithmetischen Mittelwert von 2,71 und einer Standardabweichung von 1,18 auf.

Die Dimension „Außerberufliche Situation" gilt als Indikator für den Grad der Beanspruchung von Pflegekräften und erfasst deren Ressourcen. Diese Studie kam für diese Dimension zu folgendem Ergebnis:

Bei den nächsten Fragen bitte ich Sie, zu einigen Aussagen Stellung zunehmen, die Ihre außerberufliche Situation betreffen. Kreuzen Sie bitte jeweils das Antwortkästchen an, welches Ihrer persönlichen Meinung am besten entspricht. *

Anzahl Teilnehmer: 28

	nein, gar nicht (1)		eher nein (2)		teils, teils (3)		eher ja (4)		ja, genau (5)		Ø	±
	Σ	%	Σ	%	Σ	%	Σ	%	Σ	%		
Es gibt genug Menschen, ...	-	-	-	-	1x	3,57	16x	57,14	11x	39,29	4,36	0,56
Mit meiner finanziellen S...	2x	7,14	8x	28,57	8x	28,57	7x	25,00	3x	10,71	3,04	1,14
Ich kann in meiner Freize...	2x	7,14	7x	25,00	9x	32,14	9x	32,14	1x	3,57	3,00	1,02

Arithmetisches Mittel (Ø)
Standardabweichung (±)

Abb. 3: Detaillierte Übersicht zur Dimension „Außerberufliche Situation" (Darstellung: umfrageonline.com)

Für die außerberufliche Situation ergibt sich ein arithmetischer Mittelwert von 3,47. Die stärkste Merkmalsausprägung ist bei Aussage 20 „Es gibt genug Menschen, zu denen ich ein wirklich gutes Verhältnis habe." zu finden (Mittelwert: 4,36, Standardabweichung 0,56). Aussage 21 zur finanziellen Zufriedenheit weist eine mittlere Merkmalsausprägung von 3,04 und einer Standardabweichung von 1,14 auf. Ähnliche Ausprägungen konnten bei Aussage 22 „Ich kann in meiner Freizeit ausreichend entspannen (z.B. durch Sport, Musik)." gemessen werden (Mittelwert: 3,00, Standardabweichung 1,02).

4.2. Abgeleitete Maßnahmen aus den Studienergebnissen

Auf Grundlage dieser Forschung werden in diesem Kapitel Maßnahmen abgeleitet, welche die Gesundheit der Mitarbeiter erhalten bzw. diese fördern können. Die stärkste Merkmalsausprägung ist in der Dimension „Quantitative Arbeitsbelastung" zu finden (Mittelwert: 3,89). Die BGW interpretiert dieses Ergebnis wie folgt: „Hohe quantitative Arbeitsanforderungen lassen auf ein zu großes Arbeitsvolumen in einer vorgegebenen Zeit schließen. Es kann aber auch ein Hinweis darauf sein, dass den Pflegekräften die Möglichkeiten fehlen, Arbeiten selbst einzuteilen" (BGW, 2017, S. 59).

Das anfallende Arbeitspensum als auch die knappen Zeitressourcen in der stationären Krankenpflege können kaum durch Führungskräfte beeinflusst werden. Es gibt dennoch Möglichkeiten, um die Ausprägungen der arbeitsbedingten psychischen Belastungen in dieser Dimension positiv zu beeinflussen. In diesem Zusammenhang kann das Instrument Dienstplanung zur Gegensteuerung von quantitativen Arbeitsbelastungen hilfreich sein (BGW, 2017). Schichtarbeit per se stellt einen Risikofaktor für gesundheitliche Belastungen dar, denn: „Schicht- und vor allem Nachtarbeit sind mit einem erhöhten Morbiditäts- und Mortalitätsrisiko behaftet" (Köllner, 2015, S. 1). Diese Gegebenheit können Führungskräfte durch eine gesunde Organisation der Schichtarbeit positiv beeinflussen, zur Unterstützung veröffentlichte die Bundesanstalt für Arbeitsschutz und Arbeitsmedizin entsprechende Handlungsempfehlungen, welche dem Anhang dieser Hausarbeit zu entnehmen sind. Diese beinhalten konkrete Anhaltspunkte zur Dienstplangestaltung, welche gesundheitliche Risiken durch Schichtarbeit minimieren können (baua, 2013).

Ferner kann sich das Instrument Dienstplanung günstig auf die Dimension „Außerberufliche Situation" auswirken, da durch eine gezielte Organisation notwendige Erholungsphasen geplant werden und außerberufliche soziale Beziehungen gefördert werden können, welche als Ressource in Hinblick auf arbeitsbedingte psychische Belastungen gelten. Im Konkreten kann dies durch die Einführung eines sogenannten „Wunschplans" erfolgen, dabei haben Mitarbeiter auf partizipative Weise die Möglichkeit ihren Schichtplan aktiv mitzugestalten.

In der durchgeführten Studie liegt die Merkmalsausprägung der „Qualitativen Arbeitsbelastung" bei 3,16. Hohe Werte in dieser Dimension deuten auf Schwierigkeiten bei der Behandlung von Menschen mit bestimmten Krankheitsbildern hin. Als Maßnahmen zur Gegensteuerung werden Fortbildungen und Fallsupervisionen empfohlen (BGW, 2017). In der Onlinebefragung weisen Aussage 12 (Mangelnde Motivation der Patienten) und Aussage 14 (Aggressivität durch Patienten) die stärkste Merkmalsausprägung auf. In diesem Zusammenhang können fest implementierte Supervisionen Mitarbeiter bei der Bewältigung dieser Arbeitsbelastungen unterstützen, um langfristig die Entstehung von negativen gesundheitlichen Folgen zu verhindern. Köllner (2015) stellt fest: „Pflegekräfte werden in ihrem Beruf in besonderem Maße mit menschlichem Leid, Krankheit und Tod konfrontiert. Wenn hier keine Kompensationsmöglichkeiten (unterstützende Teamstruktur, Supervision) zur Verfügung stehen, werden diese Belastungen in die Freizeit übernommen und es steigt das Risiko für die Entwicklung einer Depression" (ebd., S. 2).

Gewalt und Aggressionen gegenüber Pflegenden gilt als Belastungsfaktor, welcher zur Entstehung einer Posttraumatischen Belastungsstörung führen kann (Richter et al., 2001). Um dem entgegenzuwirken, können im Rahmen der Gewaltprävention flächendeckende Schulungen zur professionellen Deeskalation durchgeführt werden. Hier werden Mitarbeiter durch psychiatrische Pflegekräfte zu Deeskalationsstrategien und im fachgerechten Umgang mit herausforderndem Verhalten bei Patienten geschult.

5. Diskussion

In dieser Studie wurden im Rahmen des quantitativen Forschungsansatzes Pflegekräfte der stationären Krankenversorgung (*n=28*) mittels eines vollstandardisierten Fragebogens zu den Ausprägungen von arbeitsbedingten psychischen Belastungen online befragt. Anhand der Studienergebnisse wurden Maßnahmen für das Pflegemanagement skizziert, welche die Gesundheit der Pflegekräfte erhalten oder fördern können.

5.1. Diskussion der Studienergebnisse

Ausgehend von der Forschungsfrage *„Wie stark sind arbeitsbedingte psychische Belastungen in der stationären Krankenpflege ausgeprägt"* erfolgt in diesem Kapitel die Interpretation der Studienergebnisse.

Die dargelegte Forschung weist eine starke Merkmalsausprägung in der Dimension „Quantitative Arbeitsbelastung" auf (3,89/5), dies ist ein Indikator für ein erhöhtes Arbeitspensum sowie knappe Zeitressourcen. In dieser Kategorie weisen durchweg alle Aussagen eine starke Merkmalsausprägung auf. Als besonders belastend bewerten die Studienteilnehmer die Übernahme von patientenfernen Tätigkeiten (4,21) gefolgt von Arbeitsunterbrechungen, Zeitdruck und der Pflege von zu vielen Patienten.
Eine mittlere Merkmalsausprägung ist in der „Qualitativen Arbeitsbelastung" vorhanden, als besonders belastend bewerteten die Studienteilnehmer hier aggressives Verhalten und mangelnde Motivation der Patienten (Mittelwert jeweils 3,64).

Die Kategorie „Arbeitsorganisation" erfasst wichtige Ressourcen der Pflegekräfte, um ihren Arbeitsalltag mitzugestalten. Bei einer mittleren Merkmalsausprägung von 2,99 ist anzunehmen, dass entsprechende Ressourcen vorhanden sind, welche jedoch ausbaufähig sind. Die Autorin geht in diesem Zusammenhang von einer Wechselwirkung mit der Dimension „Quantitative Arbeitsbelastung" aus, denn ein hohes Arbeitspensum und knappe Zeitressourcen erschweren eine freie Einteilung von Pausen und Arbeitsabläufen.

Das „Soziale Arbeitsumfeld" weist eine mittlere Merkmalsausprägung auf, als besonders belastend gaben die Studienteilnehmer hier Konflikte und Spannungen mit der Stationsleitung an (3,57/5). Dem gegenüber steht eine eher geringe Anerkennung durch den Vorgesetzten bei guter Arbeitsleistung (2,71).

In der „Außerberuflichen Situation" ist eine starke Merkmalsausprägung (4,36/5) bezüglich dem Vorhandensein von guten sozialen Kontakte vorhanden, welches eine wichtige Ressource in Hinblick auf die Kompensation von arbeitsbedingten psychischen Belastungen darstellen kann. Die Zufriedenheit mit der finanziellen Situation und ausreichende Erholungsphasen in der Freizeit weisen eine mittlere Merkmalsausprägung auf.

Die zugrunde liegende Forschungshypothese *„Die gegebenen quantitativen und qualitativen Arbeitsbedingungen sowie die Arbeitsorganisation, das soziale Arbeitsumfeld und die außerberufliche Situation führen zu starken arbeitsbedingten psychischen Belastungen bei Pflegekräften der stationären Krankenpflege."* kann somit nicht verifiziert werden.

In der Studie werden partiell starke Merkmalsausprägungen deutlich, welche auf hohe arbeitsbedingte psychische Belastungen hinweisen. Diese werden vor allem in der Kategorie der quantitativen Arbeitsbelastung deutlich, aber auch in Einzelaussagen wie etwa zu der Belastung durch die Aggressivität von Patienten. Qualitative Arbeitsbelastungen und das soziale Arbeitsumfeld weisen in der Studie eine mittlere Merkmalsausprägung auf. Ebenfalls eine mittlere Merkmalsausprägung ist bei den Ressourcen von Pflegenden zu finden, um ihren Arbeitsalltag mitzugestalten. Die außerberufliche Situation, welcher als Indikator für den Grad der Beanspruchung dient und Ressourcen der Pflegekräfte erfasst, weist eine mittlere Merkmalsausprägung auf.

Demzufolge führen im Besonderen quantitative Arbeitsanforderungen zu starken arbeitsbedingten psychischen Belastungen in der stationären Krankenpflege, welche durch verfügbare Ressourcen teilweise kompensiert werden können, sodass sich für diese Studie bei dem Grad der Beanspruchung eine mittlere Ausprägung ergibt.

5.2. Methodenkritik

Die Qualität einer Forschung wird im quantitativen Forschungsansatz anhand von Gütekriterien beurteilt, welche aus Objektivität, Reliabilität und Validität bestehen (Mayer, 2019).

Das Gütekriterium Objektivität bildet die Unabhängigkeit der Testergebnisse von dem Forschenden ab und wird in Durchführungs-, Auswertungs- und Interpretationsobjektivität unterschieden. Reliabilität erfasst die Zuverlässigkeit bzw. Genauigkeit. Dieses Gütekriterium gibt Aufschluss darüber, ob mehrere Testungen mit demselben Messinstrument zu übereinstimmenden Ergebnissen führen. Die Validität bildet die Gültigkeit der Forschung ab. Dieses Gütekriterium erfasst, inwieweit das Instrument das misst, was es soll. Die externe Validität gibt Auskunft über die Verallgemeinerbarkeit der Studienergebnisse (Mayer, 2019).

Vor dem Hintergrund der durchgeführten Forschung werden nun diese drei Gütekriterien bewertet.

Die Forscherin interagierte während der Studie nicht mit den Studienteilnehmern, diese erhielten digital einen Link zur Onlinebefragung, welche anonym und standortunabhängig bearbeitet wurde. Als Untersuchungsinstrument wurde ein vollstandardisierter Fragebogen verwendet und die Datenauswertung erfolgte mittels deskriptiver Statistik.

Nach Mayer kann somit von Objektivität ausgegangen werden: „Stark standardisierte Erhebungsinstrumente garantieren ein hohes Maß an Objektivität bei der Datenerhebung, standardisierte Auswertungsverfahren (z.B. mathematische Operationen) ermöglichen Objektivität bei der Datenauswertung" (ebd., 2019, S. 95).

Das Untersuchungsinstrument wurde von der BGW konzipiert, welches vor der Publikation statistischen Tests unterzogen und als wissenschaftlich geprüft bewertet wurde.

Es wurden keine Veränderungen am Assessment durch die Autorin vorgenommen, die Formulierungen und die Reihenfolge der Fragen wurden exakt beibehalten. Demzufolge besteht die Annahme über eine gute Reliabilität, ein konkreter Wert hinsichtlich der Reliabilität des Untersuchungsinstruments konnte in der Recherche nicht ausfindig gemacht werden.

Diese beiden Gütekriterien stellen zwar die Voraussetzung für Validität dar (Mayer, 2019), diese ist jedoch in dieser Studie hinsichtlich der externen Validität nicht gegeben. Das Ziel im quantitativen Forschungsparadigma ist die Verallgemeinerung und um den Anspruch auf Repräsentativität gerecht zu werden, wird eine Zufallsstichprobe ausgewählt, welche eine möglichst große Probenzahl beinhaltet. Für die vorgelegte Studie wurde eine gezielte Erhebung der Stichprobe vorgenommen. In der Stichprobe befanden sich 30 Pflegekräfte der stationären Krankenversorgung, welche anhand von vordefinierten Auswahlkriterien aufgenommen wurden. Mayer stellt in diesem Zusammenhang fest: „Je genauer das Messinstrument ist, desto kleiner kann die Stichprobe sein" (2019, S. 334), dennoch scheint in dieser Forschung die Stichprobe zu klein gewählt, um allgemeingültige Aussagen treffen zu können. Dies ist auch bedingt durch die Methode zur Datenauswertung kaum möglich, denn in der deskriptiven Statistik wird lediglich der Datensatz an sich bewertet. Um aus diesen Erkenntnissen für eine Population zu schlussfolgern, ist die Methodik der induktiven Statistik erforderlich (Statista).

6. Resümee und Ausblick

Die vorgelegte, nicht-repräsentative Studie konnte einen mittleren Grad der Beanspruchung bei Pflegekräften innerhalb der ausgewählten Stichprobe nachweisen. Starke Merkmalsausprägungen wurden in der Kategorie der quantitativen Arbeitsbelastung sowie in Einzelaussagen anderer Dimensionen, wie z.B. Belastung durch die Aggressivität von Patienten, deutlich. Es wurden Maßnahmen für das Pflegemanagement skizziert, welche starke Ausprägungen von arbeitsbedingten psychischen Belastungen reduzieren können. Das verwendete Untersuchungsinstrument kann zum Monitoring des psychischen Gesundheitszustands der Mitarbeiter hilfreich sein, die erhobenen Daten ermöglichen zügige Interventionen und können für eine Gefährdungsbeurteilung verwendet werden.

Dennoch ist hier der Handlungsspielraum des Managements begrenzt, denn die Ausgestaltung der quantitativen Arbeitsanforderungen in der stationären Krankenpflege obliegt klar dem Verantwortungsbereich der Politik.

Arbeitsbedingte psychische Belastungen können langfristig zu psychischen Erkrankungen einhergehend mit Arbeitsunfähigkeit führen. Ferner besteht eine Kausalität zwischen arbeitsbedingten psychischen Belastungen und dem vorzeitigen Ausstieg aus dem Pflegeberuf (vgl. *NEXT-Studie*) wodurch ein zusätzlicher Personalbedarf entsteht.

Diese Gegebenheiten sollten in Hinblick auf die Sicherstellung von ausreichend Personalkapazitäten in der Pflege weiter im Blick behalten werden. Durch eine prospektive Längsschnittstudie könnten beispielsweise die gesundheitsfördernden Maßnahmen auf ihre Wirksamkeit überprüft werden, um diesbezüglich evidenzbasierte Aussagen treffen zu können.

Literaturverzeichnis

Ärzteblatt (2014). *Fast jede zweite neue Frühverrentung ist psychisch bedingt.* Verfügbar unter: https://www.aerzteblatt.de/nachrichten/57371/Fast-jede-zweite-neue-Fruehverrentung-ist-psychisch-bedingt [27.09.2020]

Bundesanstalt für Arbeitsschutz und Arbeitsmedizin (2013). Gestaltung von Nacht- und Schichtarbeit. Verfügbar unter *https://www.baua.de/DE/Themen/Arbeitsgestaltung-im-Betrieb/Arbeitszeit/Nacht-und-Schichtarbeit.html* [02.11.2020]

Berufsgenossenschaft für Gesundheitsdienst und Wohlfahrtspflege (2017). *Psychische Belastung und Beanspruchung. BGW Personalbefragung für die Altenpflege, Krankenpflege und Behindertenhilfe.* Verfügbar unter: https://www.bgw-online.de/SharedDocs/Downloads/DE/Medientypen/BGW%20Broschueren/BGW08-00-110_Mitarbeiterbefragung_Download.pdf?__blob=publicationFile [11.10.2020]
Bundesgesundheitsministerium (2019). *Konzentrierte Aktion Pflege. Vereinbarungen der Arbeitsgruppe 1 bis 5.* Verfügbar unter: https://www.bundesgesundheitsministerium.de/fileadmin/Dateien/3_Downloads/K/Konzertierte_Aktion_Pflege/191129_KAP_Gesamttext__Stand_11.2019_3._Auflage.pdf [23.09.2020]

Grootz, S., Brandstädter, M., Schaefer, F., Huthwelker, K. (2018). *Personalmarketing im Pflegedienst. Erfolgreiche Personalsuche für Krankenhaus und Pflegeheim.* Springer-Verlag: Berlin.

Hasselhorn, H.-M., Müller, B.H., Tackenberg, P., Kümmerling, A., Simon, M. (2005). *Berufsausstieg bei Pflegepersonal. Arbeitsbedingungen und beabsichtigter Berufsausstieg bei Pflegepersonal in Deutschland und Europa.* Verfügbar unter: https://www.baua.de/DE/Angebote/Publikationen/Schriftenreihe/Uebersetzungen/Ue15.pdf?__blob=publicationFile&v=3 [12.10.2020]

Haufe (2019). *Wie kann ein Unternehmen das Tabuthema Psyche aufbrechen?.* Verfügbar unter: https://www.haufe.de/arbeitsschutz/gesundheit-umwelt/wie-kann-ein-unternehmen-das-tabuthema-psyche-aufbrechen_94_502298.html [21.10.2020]

Köllner, V. (2015). *Psychisch krank in der Pflege – Psychische Belastungen durch den Beruf, Möglichkeiten zu Prävention und Rehabilitation.* Verfügbar unter: https://library.fes.de/pdf-files/wiso/11244.pdf [01.11.2020]

Loffing, D., Loffing, C. (2010). *Mitarbeiterbindung ist lernbar. Praxiswissen für Führungskräfte in Gesundheitsfachberufen.* Springer-Verlag: Berlin.

Mayer, H. (2019). Pflegeforschung anwenden. *Elemente und Basiswissen für Studium und Weiterbildung* (5. überarbeitete Auflage). Facultas: Wien.

Needham, I., Sauter D. (2011). *Aggression und Gewalt.* In D. Sauter, C. Abderhalden, I. Needham, S. Wolff (Hrsg.), *Lehrbuch Psychiatrische Pflege* (3., vollständig überarbeite und erweiterte Auflage). (S. 619 - 640). Bern: Huber-Verlag.

PricewaterhouseCoopers (PwC) (2010). *Fachkräftemangel. Stationärer und ambulanter Bereich bis zum Jahr 2030.* Verfügbar unter: https://www.pwc.de/de/gesundheitswesen-und-pharma/assets/fachkraeftemangel.pdf [10.10.2020]

Richter, D., Fuchs, J. M., Bergers, K. (2001). *Konfliktmanagement in psychiatrischen Einrichtungen.* (1. Auflage). Verfügbar unter: https://www.gesundheitsdienstportal.de/files/PIN1_Konfliktmanagement_in_psychiatrischen_Einrichtungen.pdf [26.09.2020]

Simon, M., Mehmecke, S. (2017). *Nurse-to-Patient Ratios. Ein internationaler Überblick über staatliche Vorgaben zu einer Mindestbesetzung im Pflegedienst der Krankenhäuser.* Verfügbar unter: https://www.boeckler.de/pdf/p_fofoe_WP_027_2017.pdf [16.10.2020]

Statista. Definition Deskriptive Statistik. Verfügbar unter: https://de.statista.com/statistik/lexikon/definition/49/deskriptive_statistik/ [06.11.2020]

Statista (2020). *Durchschnittliche Arbeitsunfähigkeitsdauer aufgrund von psychischen Erkrankungen im Zeitraum von 2006 – 2018.* Verfügbar unter: https://de.statista.com/statistik/daten/studie/845/umfrage/dauer-von-arbeitsunfaehigkeit-aufgrund-von-psychischen-erkrankungen/ [27.09.2020]

Statistisches Bundesamt (2019). *Pressemitteilung Nr. 242 vom 27. Juni 2019.* Verfügbar unter: https://www.destatis.de/DE/Presse/Pressemitteilungen/2019/06/PD19_242_12411.html [26.09.2020]

Techniker Krankenkasse (TK) (2019). Gesundheitsreport. Pflegefall Pflegebranche? So geht's Deutschlands Pflegekräften. Verfügbar unter: https://www.tk.de/resource/blob/2059766/2ee52f34b8d545eb81ef1f3d87278e0e/gesundheitsreport-2019-data.pdf [21.10.2020]

Anlagen

Anlage 1 Verwendetes Untersuchungsinstrument

Fragebogen zur psychischen Belastung

Im Folgenden finden Sie Aussagen über Bedingungen der Pflegetätigkeit. Bitte überlegen Sie sich, ob die jeweiligen Aussagen auf Ihre jetzige Arbeitstätigkeit zutreffen. Kreuzen Sie bitte für jede Aussage die entsprechende Antwort an.

Bei meiner jetzigen Tätigkeit gilt:	nein, gar nicht	eher nein	teils, teils	eher ja	ja, genau
1 Es gibt zwischen den Pflegekräften und der Stationsleitung Konflikte und Spannungen.	☐	☐	☐	☐	☐
2 Ich kann gemeinsam mit den Kolleginnen und Kollegen über Aufgaben für die Station entscheiden.	☐	☐	☐	☐	☐
3 Ich kann selbst festlegen, was ich wann erledige.	☐	☐	☐	☐	☐
4 Ich stehe häufig unter Zeitdruck.	☐	☐	☐	☐	☐
5 Die Arbeit ist häufig wegen unbequemer (z. B. misstrauischer, kritischer) Patienten zu schwierig.	☐	☐	☐	☐	☐
6 Ich werde von den Patienten wegen jeder Kleinigkeit gerufen.	☐	☐	☐	☐	☐
7 Es bestehen unter den Kolleginnen und Kollegen Spannungen und Konflikte.	☐	☐	☐	☐	☐
8 Der starke körperliche Verfall mancher Patienten macht die Arbeit zu belastend.	☐	☐	☐	☐	☐
9 Ich kann Pausen selbst einteilen.	☐	☐	☐	☐	☐
10 Unter den Kolleginnen und Kollegen ist der Umgang fair.	☐	☐	☐	☐	☐
11 Das Verhältnis zwischen Pflegekräften und der Stationsleitung ist fair.	☐	☐	☐	☐	☐
12 Mangelnde Motivation der Patienten erschwert häufig die Arbeit.	☐	☐	☐	☐	☐
13 Die Aussichtslosigkeit auf Besserung des Zustandes von Patienten belastet mich.	☐	☐	☐	☐	☐
14 Es gibt häufig schwierige Situationen durch die Aggressivität einzelner Patienten.	☐	☐	☐	☐	☐
15 Es werden zu viele patientenferne Aufgaben verlangt (z. B. Organisation, Dokumentation).	☐	☐	☐	☐	☐
16 Häufig muss die begonnene Arbeit unterbrochen werden, weil ich z. B. bei einer anderen Tätigkeit benötigt werde.	☐	☐	☐	☐	☐

Seite 1 Fragebogen zur psychischen Belastung (BGW, 2017, S.35)

Bei meiner jetzigen Tätigkeit gilt:		nein, gar nicht	eher nein	teils, teils	eher ja	ja, genau
17	Eine Pflegekraft ist für zu viele Patienten zuständig.	☐	☐	☐	☐	☐
18	Es gibt zwischen den Pflegekräften und anderen Diensten (Ärzten, Funktionsdiensten usw.) Konflikte und Spannungen.	☐	☐	☐	☐	☐
19	Mein/e Vorgesetzte/r zeigt Anerkennung, wenn einer von uns gute Arbeit leistet.	☐	☐	☐	☐	☐

Bei den nächsten Fragen bitten wir Sie, zu einigen Aussagen Stellung zunehmen, die Ihre außerberufliche Situation betreffen. Kreuzen Sie bitte jeweils das Antwortkästchen an, welches Ihrer persönlichen Meinung am besten entspricht.

Bei meiner jetzigen Tätigkeit gilt:		nein, gar nicht	eher nein	teils, teils	eher ja	ja, genau
20	Es gibt genug Menschen, zu denen ich ein wirklich gutes Verhältnis habe.	☐	☐	☐	☐	☐
21	Mit meiner finanziellen Situation bin ich zufrieden.	☐	☐	☐	☐	☐
22	Ich kann in meiner Freizeit ausreichend entspannen (z. B. durch Sport, Musik).	☐	☐	☐	☐	☐

Vielen Dank für Ihre Mitarbeit!

Seite 2 Fragebogen zur psychischen Belastung (BGW, 2017, S. 36)

Anlage 2 Begleitbrief

Liebe Teilnehmerin, lieber Teilnehmer, vielen Dank für Ihr Interesse!
Ich habe Sie persönlich für meine Stichprobe ausgewählt.

Ich führe diese Studie im Rahmen einer empirischen Hausarbeit meines Bachelorstudiums in Pflegemanagement an der Hamburger Fern-Hochschule durch. Bitte lesen Sie folgende Informationen vorab genau durch.

Allgemeine Informationen zum Studieninhalt:
Mit dieser Studie sollen die Ausprägungen von arbeitsbedingten psychischen Belastungsfaktoren in der stationären Krankenpflege erfasst werden. Aus den gewonnen Erkenntnissen dieser Studie möchte die Forscherin Maßnahmen ableiten, welche die psychische Gesundheit von Pflegepersonal erhalten bzw. fördern können.

Rahmenbedingungen der Studie:
Zur Studienteilnahme werden Sie gebeten, den nachfolgenden Fragebogen zu bearbeiten. Das Befragungsinstrument beinhaltet 22 Fragen zu fünf Dimensionen, welche das Ausmaß der psychischen Belastungen erfasst und kategorisiert.
Bitte lesen Sie die Fragen genau durch und beantworten Sie diese nach Ihrer persönlichen Einschätzung.

Dauer der Umfrage:
Die Bearbeitung des Fragebogens dauert ca. 15 Minuten.

Freiwilligkeit der Teilnahme:
Die Teilnahme an der Studie ist freiwillig. Die Einwilligung zur Teilnahme können Sie jederzeit, ohne Angabe von Gründen, widerrufen.

Abbruch der Studie:
Die Studie kann jederzeit und ohne Begründung abgebrochen werden.

Risiken:
Es sind keine Risiken in Verbindung mit der Teilnahme an der Studie zu erwarten.

Vertraulichkeit der Daten:
Alle Angaben, die Sie während der Befragung machen, werden streng vertraulich behandelt und ausschließlich für wissenschaftliche Zwecke verwendet. Alle erfassten Daten werden nur in anonymisierter Form verwendet und ausgewertet. Auf die Abfrage von personenbezogenen Daten wird verzichtet.

Kontaktperson:
Bei Fragen bezüglich der Studie können Sie sich jederzeit an die Studienleitung wenden:
Melanie Stark

Einverständniserklärung
Mit Klicken auf „Weiter" bestätigen Sie, dass Sie den Text gelesen und verstanden haben und bereit sind, freiwillig an der Befragung teilzunehmen.
Herzlichen Dank!

Weiter

Anlage 3 Übersicht zum Teilnahmestatus

Anzahl Teilnehmer: 28

☐	Antwort-ID	⬍ Zeitstempel	⬆ Teilnahmestatus
☐	747434●	24.09.2020 15:30	teilgenommen und beendet
☐	747443●	24.09.2020 15:54	teilgenommen und beendet
☐	747448●	24.09.2020 16:06	teilgenommen und beendet
☐	747448●	24.09.2020 16:08	teilgenommen und beendet
☐	747449●	24.09.2020 16:10	teilgenommen und beendet
☐	747467●	24.09.2020 16:54	teilgenommen und beendet
☐	747476●	24.09.2020 17:20	teilgenommen und beendet
☐	747478●	24.09.2020 17:27	teilgenommen und beendet
☐	747483●	24.09.2020 17:38	teilgenommen und beendet
☐	747484●	24.09.2020 17:43	teilgenommen und beendet
☐	747488●	24.09.2020 17:52	teilgenommen und beendet
☐	747493●	24.09.2020 18:10	teilgenommen und beendet
☐	747506●	24.09.2020 18:47	teilgenommen und beendet
☐	747509●	24.09.2020 19:03	teilgenommen und beendet
☐	747530●	24.09.2020 20:16	teilgenommen und beendet
☐	747531●	24.09.2020 20:18	teilgenommen und beendet
☐	747535●	24.09.2020 20:33	teilgenommen und beendet
☐	747619●	25.09.2020 06:43	teilgenommen und beendet
☐	747647●	25.09.2020 08:27	teilgenommen und beendet
☐	747692●	25.09.2020 10:05	teilgenommen und beendet
☐	747759●	25.09.2020 12:09	teilgenommen und beendet
☐	747768●	25.09.2020 12:31	teilgenommen und beendet
☐	747793●	25.09.2020 13:22	teilgenommen und beendet
☐	747905●	25.09.2020 17:37	teilgenommen und beendet
☐	747915●	25.09.2020 18:08	teilgenommen und beendet
☐	748163●	26.09.2020 15:34	teilgenommen und beendet
☐	749210●	29.09.2020 12:31	teilgenommen und beendet
☐	748298●	29.09.2020 21:54	teilgenommen und beendet

Anlage 4 Detaillierte Datenauswertung des Befragungstools

Psychische Belastung in der stationären Krankenpflege

1. Im Folgenden finden Sie Aussagen über Bedingungen der Pflegetätigkeit. Bitte überlegen Sie sich, ob die jeweiligen Aussagen auf Ihre jetzige Arbeitstätigkeit zutreffen. Kreuzen Sie bitte für jede Aussage die entsprechende Antwort an.

Anzahl Teilnehmer: 28

	nein, gar nicht (1)		eher nein (2)		teils, teils (3)		eher ja (4)		ja, genau (5)		Ø	±
	Σ	%	Σ	%	Σ	%	Σ	%	Σ	%		
Es gibt zwischen den Pfle...	2x	7,14	6x	21,43	4x	14,29	6x	21,43	10x	35,71	3,57	1,37
Ich kann gemeinsam mit ...	-		7x	25,00	12x	42,86	6x	21,43	3x	10,71	3,18	0,94
Ich kann selbst festlegen...	-		7x	25,00	11x	39,29	7x	25,00	3x	10,71	3,21	0,96
Ich stehe häufig unter Ze...	-		2x	7,14	10x	35,71	8x	28,57	8x	28,57	3,79	0,96
Die Arbeit ist häufig wege...	-		9x	32,14	8x	28,57	6x	21,43	5x	17,86	3,25	1,11

Arithmetisches Mittel (Ø)
Standardabweichung (±)

2. Im Folgenden finden Sie Aussagen über Bedingungen der Pflegetätigkeit. Bitte überlegen Sie sich, ob die jeweiligen Aussagen auf Ihre jetzige Arbeitstätigkeit zutreffen. Kreuzen Sie bitte für jede Aussage die entsprechende Antwort an.

Anzahl Teilnehmer: 28

	nein, gar nicht (1)		eher nein (2)		teils, teils (3)		eher ja (4)		ja, genau (5)		Ø	±
	Σ	%	Σ	%	Σ	%	Σ	%	Σ	%		
Ich werde von den Patien...	-		6x	21,43	11x	39,29	7x	25,00	4x	14,29	3,32	0,98
Es bestehen unter den Ko...	1x	3,57	12x	42,86	9x	32,14	5x	17,86	1x	3,57	2,75	0,93
Der starke körperliche Ve...	3x	10,71	12x	42,86	9x	32,14	3x	10,71	1x	3,57	2,54	0,96
Ich kann Pausen selbst ei...	6x	21,43	9x	32,14	5x	17,86	7x	25,00	1x	3,57	2,57	1,20
Unter den Kolleginnen un...	-		3x	10,71	10x	35,71	12x	42,86	3x	10,71	3,54	0,84

Arithmetisches Mittel (Ø)
Standardabweichung (±)

3. Im Folgenden finden Sie Aussagen über Bedingungen der Pflegetätigkeit. Bitte überlegen Sie sich, ob die jeweiligen Aussagen auf Ihre jetzige Arbeitstätigkeit zutreffen. Kreuzen Sie bitte für jede Aussage die entsprechende Antwort an.

Anzahl Teilnehmer: 28

	nein, gar nicht (1)		eher nein (2)		teils, teils (3)		eher ja (4)		ja, genau (5)		Ø	±
	Σ	%	Σ	%	Σ	%	Σ	%	Σ	%		
Das Verhältnis zwischen ...	1x	3,57	9x	32,14	8x	28,57	8x	28,57	2x	7,14	3,04	1,04
Mangelnde Motivation de...	1x	3,57	2x	7,14	8x	28,57	12x	42,86	5x	17,86	3,64	0,99
Die Aussichtslosigkeit au...	1x	3,57	18x	64,29	4x	14,29	3x	10,71	2x	7,14	2,54	1,00
Es gibt häufig schwierige...	-		7x	25,00	4x	14,29	9x	32,14	8x	28,57	3,64	1,16
Es werden zu viele patien...	-		1x	3,57	2x	7,14	15x	53,57	10x	35,71	4,21	0,74

Arithmetisches Mittel (Ø)
Standardabweichung (±)

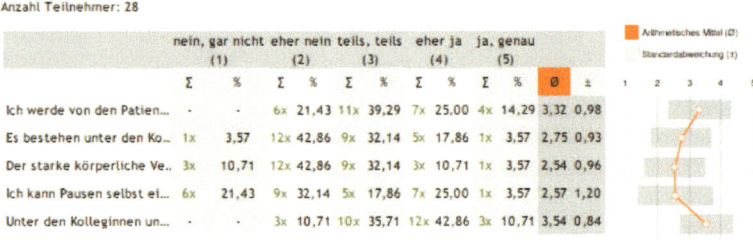

Darstellung: umfrageonline.com

4. Im Folgenden finden Sie Aussagen über Bedingungen der Pflegetätigkeit. Bitte überlegen Sie sich, ob die jeweiligen Aussagen auf Ihre jetzige Arbeitstätigkeit zutreffen. Kreuzen Sie bitte für jede Aussage die entsprechende Antwort an. *

Anzahl Teilnehmer: 28

	nein, gar nicht (1)		eher nein (2)		teils, teils (3)		eher ja (4)		ja, genau (5)		Ø	±
	Σ	%	Σ	%	Σ	%	Σ	%	Σ	%		
Häufig muss die begonne...	-	-	3x	10,71	4x	14,29	14x	50,00	7x	25,00	3,89	0,92
Eine Pflegekraft ist für z...	1x	3,57	5x	17,86	6x	21,43	6x	21,43	10x	35,71	3,68	1,25
Es gibt zwischen den Pfle...	2x	7,14	7x	25,00	10x	35,71	6x	21,43	3x	10,71	3,04	1,10
Mein/e Vorgesetzte/r ze...	5x	17,86	7x	25,00	9x	32,14	5x	17,86	2x	7,14	2,71	1,18

5. Bei den nächsten Fragen bitte ich Sie, zu einigen Aussagen Stellung zunehmen, die Ihre außerberufliche Situation betreffen. Kreuzen Sie bitte jeweils das Antwortkästchen an, welches Ihrer persönlichen Meinung am besten entspricht. *

Anzahl Teilnehmer: 28

	nein, gar nicht (1)		eher nein (2)		teils, teils (3)		eher ja (4)		ja, genau (5)		Ø	±
	Σ	%	Σ	%	Σ	%	Σ	%	Σ	%		
Es gibt genug Menschen, ...	-	-	-	-	1x	3,57	16x	57,14	11x	39,29	4,36	0,56
Mit meiner finanziellen S...	2x	7,14	8x	28,57	8x	28,57	7x	25,00	3x	10,71	3,04	1,14
Ich kann in meiner Freize...	2x	7,14	7x	25,00	9x	32,14	9x	32,14	1x	3,57	3,00	1,02

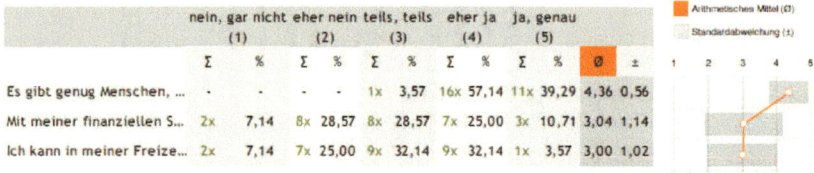

Darstellung: umfrageonline.com

Anlage 5 Übersicht der Studienergebnisse

Dimension	Nummer der Frage	Aussage	Arithmetisches Mittel (Ø)	Standardabweichung (±)
Quantitative Arbeitsbelastung	4	Zeitdruck	3,79	0,96
	15	Zu viele patientenferne Aufgaben	4,21	0,74
	16	Arbeitsunterbrechungen	3,89	0,92
	17	Zu viele Patienten für eine Pflegekraft	3,68	1,25
Qualitative Arbeitsbelastung	5	Unbequeme Patienten	3,25	1,11
	6	Patientenkontakt wegen Kleinigkeiten	3,32	0,98
	8	Belastung durch körperlichen Verfall	2,54	0,96
	12	Mangelnde Motivation der Patienten	3,64	0,99
	13	Aussichtslose Zustandsverbesserung	2,54	1
	14	Aggressivität einzelner Patienten	3,64	1,16
Arbeitsorganisation	2	Entscheidung mit Kollegen über Aufgaben	3,18	0,94
	3	Arbeitseinteilung	3,21	0,96
	9	Freie Einteilung von Pausen	2,57	1,2
Soziales Arbeitsumfeld	1	Konflikte Pflegekräfte und Stationsleitung	3,57	1,37
	7	Konflikte unter den Kollegen	2,75	0,93
	10	Fairer Umgang zwischen den Kollegen	3,54	0,84
	11	Fairness Pflegekräfte und Stationsleitung	3,04	1,04
	18	Konflikte Pflegekräfte und andere Dienste	3,04	1,1
	19	Anerkennung durch Vorgesetzen	2,71	1,18
Außerberufliche Situation	20	Gute soziale Kontakte	4,36	0,56
	21	Finanzielle Zufriedenheit	3,04	1,14
	22	Ausreichend Entspannung in der Freizeit	3	1,02

Tabelle: Eigene Darstellung

Anlage 6 Handlungsempfehlungen

„Ausgehend von den vorliegenden arbeitswissenschaftlichen Erkenntnissen lassen sich folgende Handlungsempfehlungen formulieren:

1. Die Anzahl der aufeinanderfolgenden Nachtschichten sollte möglichst gering sein.
2. Nach einer Nachtschichtphase sollte eine möglichst lange Ruhephase folgen. Sie sollte auf keinen Fall weniger als 24 Stunden betragen.
3. Geblockte Wochenendfreizeiten sind besser als einzelne freie Tage am Wochenende.
4. Schichtarbeiter sollten möglichst mehr freie Tage im Jahr haben als Tagarbeiter.
5. Ungünstige Schichtfolgen sollten vermieden werden, das heißt immer vorwärts rotieren.
6. Die Frühschicht sollte nicht zu früh beginnen.
7. Die Nachtschicht sollte möglichst früh enden.
8. Zugunsten individueller Vorlieben sollte auf starre Anfangszeiten verzichtet werden.
9. Die Massierung von Arbeitstagen oder Arbeitszeiten auf einen Tag sollte begrenzt werden.
10. Schichtpläne sollen vorhersagbar und überschaubar sein.

Diese Empfehlungen müssen nicht alle gleichzeitig erfüllt und auch nicht nach der obigen Reihenfolge umgesetzt werden. Vielmehr müssen die einzelnen Kriterien individuell bewertet werden und an die Anforderungen im Betrieb angepasst werden. Grundsätzlich gilt aber, dass die Kriterien zur Verringerung des gesundheitlichen Risikos Vorrang haben müssen.

Weiter gilt:

- Die Massierung von Arbeitsbelastung unter Berücksichtigung der Arbeitszeit sollte vermieden werden.
- Die Ruhezeiten zwischen den Schichten sollten so lang sein, dass sie eine effektive Erholung ermöglichen.
- Um Schlafdefizite zu vermeiden, sollten nicht zu viele Nachtschichten aufeinander folgen."

(Bundesanstalt für Arbeitsschutz und Arbeitsmedizin, 2013)

BEI GRIN MACHT SICH IHR WISSEN BEZAHLT

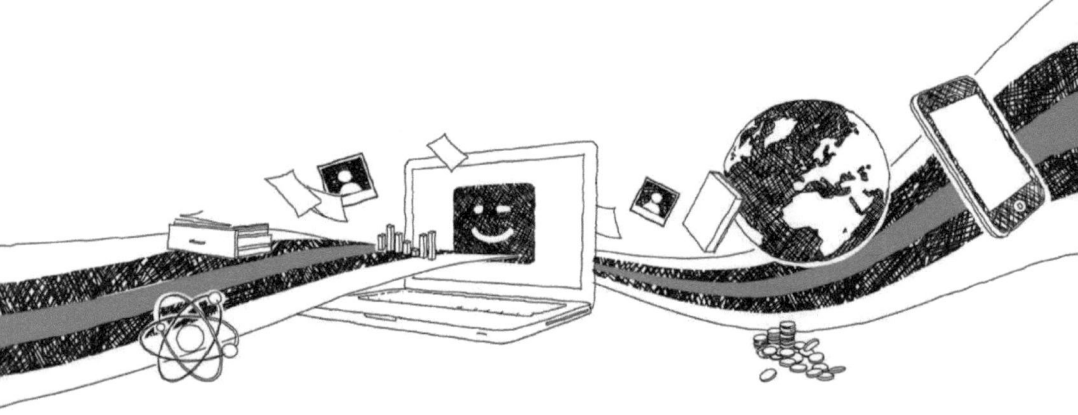

- Wir veröffentlichen Ihre Hausarbeit,
  Bachelor- und Masterarbeit

- Ihr eigenes eBook und Buch -
  weltweit in allen wichtigen Shops

- Verdienen Sie an jedem Verkauf

Jetzt bei www.GRIN.com hochladen
und kostenlos publizieren

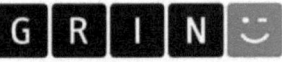